AF240393

DE L'INFLUENCE

DES

BAINS DE MER

SUR LA TEMPÉRATURE DU CORPS

PAR

P. AUBERT

CHIRURGIEN DE L'ANTIQUAILLE, AGRÉGÉ DE LA FACULTÉ DE MÉDECINE.

(Lu à la Société des Sciences médicales de Lyon)

LYON

ASSOCIATION TYPOGRAPHIQUE

RIOTOR, RUE DE LA BARRE, 12

1879

DE L'INFLUENCE

BAINS DE MER

SUR LA TEMPÉRATURE DU CORPS

PAR

P. AUBERT

CHIRURGIEN DE L'ANTIQUAILLE, AGRÉGÉ DE LA FACULTÉ DE MÉDECINE.

———

(Lu à la Société des Sciences médicales de Lyon)

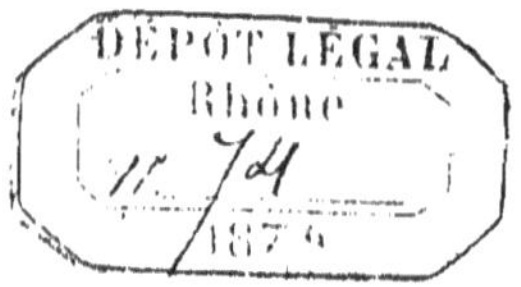

LYON

ASSOCIATION TYPOGRAPHIQUE

RIOTOR, RUE DE LA BARRE, 12

—

1879

Extrait du Lyon Médical

DE L'INFLUENCE

DES

BAINS DE MER

SUR LA TEMPÉRATURE DU CORPS

L'étude des effets produits par les stations maritimes et les bains de mer a été l'objet de nombreux travaux, et acquiert une importance de plus en plus grande à cause de la vogue toujours croissante de ces énergiques agents de reconstitution.

Les plages dont la réputation est ancienne n'ont point vu décroître leur splendeur, et à côté d'elle une multitude de localités désertes ou presque inconnues il y a dix ans voient augmenter chaque année le nombre des baigneurs qui les fréquentent. Lorsque vient la belle saison et que le médecin se demande où il enverra ceux de ses clients qui ont besoin moins de traitement que de repos, lorsqu'il se demande où il ira lui-même secouer le fardeau de la clientèle, du service hospitalier ou de l'enseignement, il peut hésiter entre la mer et les montagnes. Toutes deux ont un air pur et vivifiant et de vastes horizons qui recréent l'esprit et reposent la vue ; mais la montagne pour qui l'aime un peu exige plus de vigueur et d'activité. Allez donc avec de bonnes jambes, au service d'un peu d'enthousiasme, rester en repos dans les montagnes ! On se passionne pour une course, pour la conquête d'un sommet et on rentre exténué. La vie est plus active à la montagne, plus contemplative à la mer. Je connais l'une et l'autre et les aime d'un égal amour; des deux on revient plus fort et mieux portant, mais plutôt amaigri par l'une et engraissé par l'autre. Si donc vous arrivez au temps des vacances avec des pommettes saillantes et des joues creuses, allez à la mer; si au contraire l'embonpoint vous menace et vous gagne, allez à la montagne. Somme toute, la mer répare et repose mieux, elle me paraît mieux convenir aux vacances du médecin qui n'est pas exclusivement un homme de cabinet ou de laboratoire, mais qui fatigue ses jambes et son corps en même temps que son cerveau.

C'est précisément pour me reposer que je suis allé à la mer, et c'est pour utiliser les longues heures passées dans la contemplation du ciel et de l'eau que j'ai voulu recueillir quelques matériaux précis sur l'un des effets des bains de mer. Il est à noter, en effet, que si livres et articles sont nombreux, les renseignements précis, les mensurations exactes sont rares, et qu'il y aurait bien des recherches à faire par ceux de nos confrères qui vivent au bord de la mer.

Quoique rhumatisant et ayant eu de sévères atteintes de sciatique, je supporte et j'aime l'eau froide, et cela m'a permis de prolonger quelques bains au-delà des limites habituellement permises aux baigneurs et d'avoir ainsi une variété plus grande de chiffres et de résultats.

Après avoir donné jour par jour les chiffres obtenus, j'exposerai les déductions que l'on peut en tirer et les réflexions qu'ils suggèrent.

Ces quelques recherches ont été faites pendant le mois de septembre au bord de la Manche. A ce moment j'avais besoin de repos mais étais bien portant; mon poids était de 92 kilog. Toutes les températures prises sont des températures rectales recueillies avec soin à l'aide d'un thermomètre préalablement contrôlé, de 7 ou 8 minutes après la sortie du bain. Pendant les bains, je nageais, mais avec calme et sans chercher à franchir les distances ou à vaincre les obstables.

1er SEPTEMBRE

T. air............. 18
T. eau............. 18
T. avant le bain.... 37.5
T. après le bain.... 37.3
Durée du bain... 25 minutes

Bain pris à 3 heures du soir.
Marée descendante, temps couvert, air vif et paraissant froid.

2 SEPTEMBRE

T. air...... 18
T. eau.. ... 19.2
T. avant.... 37.6
T. après.... 37.4
Durée ...... 20 m.

Marée montante, air paraissant
moins froid qu'hier, sans doute à
cause du soleil. Hier et aujour-
d'hui après m'être habillé, sensation de fraîcheur, presque de froid
durant au moins un quart d'heure.

3 SEPTEMBRE

T. air...... 19.8
T. eau...... 20
T. avant.... 37.3
T. après.... 36.9
Durée....... 53 m.

Bain pris à 3 h. 45. Air calme,
soleil depuis le matin, marée descendante.

4 SEPTEMBRE

T. air...... 20.5
T. eau...... 19.5
T. avant.... 37.5
T. après.... 37.4
Durée....... 25 m.

Bain pris à 4 heures. Temps
couvert, air assez vif.

5 SEPTEMBRE

T. air......
T. eau...... 19.7
T. avant.... 38.1
T. après.... 37.5
Durée ...... 40 m.

Mer et air très-calmes, absence
de vent, marée descendante.

Bain pris à cinq heures du soir,
un quart d'heure après le retour
d'une course pénible de plusieurs
heures. La température de 38°,1
indique que j'étais encore échauffé
sous l'influence de cette course.

6 SEPTEMBRE

T. air 18
T. eau...... 20.5
T. avant.... 37.3
T. après.... 37.2
Durée ...... 30 m.

Bain pris à 6 heures après une
longue course de 12 kilomètres,
mais trois quarts d'heure seulement après mon retour. Il est
probable que le refroidissement
d'hier de 0°,6 comprend, outre
l'effet du bain, une part de refroidissement physiologique après
cessation d'exercice.

7 SEPTEMBRE

T. air...... 18
T. eau 21
T. avant.... 37.6
T. après.... 37.1
Durée ...... 25 m.

Bain pris à 6 heures, marée
descendante.

9 SEPTEMBRE

T. air...... 18.3
T. eau 18
T. avant.... 36.9
T. après... 36.9
Durée ...... 25 m.

Bain pris à huit heures et demie
du matin, mer pleine. Un peu de
sensation de froid en sortant.

10 SEPTEMBRE

T. air...... 19
T. eau...... 18.5
T. avant.... 37.4
T. après.... 36.9

Durée ...... 43 m.

Alternatives de nuages et de soleil; bain pris à dix heures et demie du matin.

11 SEPTEMBRE

T. air 20
T. eau 18
T. avant.... 37.4
T. après 36.5
Durée........ 60 m.

Beau soleil et temps chaud, mer unie très-calme, sans vagues; bain pris à dix heures et quart.

13 SEPTEMBRE

T. air 20
T. eau 17
T. avant.... 37.5
T. après 37.5
Durée........ 6 m.

Marée forte, vent, mer violente; le bain fut pris sans entrer complètement dans l'eau, mais à chaque vague j'étais complètement recouvert et menacé d'être renversé et roulé sur la grève.

14 SEPTEMBRE

T. air 17
T. eau 15
T. avant.... 37.4
T. après 36.4
Durée ...... 25 m.

Bain pris à 10 h. 30. Soleil, air vif, marée montante, mer forte, grosses vagues. Sensation de froid aux pieds dans l'eau. Sensation de froid assez vive en m'habillant, mais sans frisson.

15 SEPTEMBRE

T. air 19.5
T. eau 17
T. avant.... 37.2
T. après 36.5
Durée ...... 30 m.

Bain pris à 11 heures; mer très-calme, temps doux et bon. Quoi-que ma température au sortir de l'eau soit à peu près la même que celle d'hier, la sensation de froid a été très-peu prononcée.

17 SEPTEMBRE

T. air 18
T. eau 17
T. avant.... 37.4
T. après 37.3
Durée ...... 20 m.

Temps gris, assez doux, mer forte, très-sale, beaucoup de varechs, marée montante. Bain pris à onze heures.

18 SEPTEMBRE

T. air 15
T. eau 16
T. avant. .. 37.4
T. après.... 37.4
Durée....... 15 m.

Temps bourru, pluie; bain pris à quatre heures du soir, marée descendante. Sensation de fraîcheur en m'habillant.

19 SEPTEMBRE

T. air 15
T. Eau 16
T. avant.... 37.5
T. après.... 37.1
Durée ...... 25 m.

Bain pris de 3 h. 50 à 4 h 15. Sensation de froid aux pieds pendant et après le bain; ce froid a cessé pendant le dîner entre 7 et 8 heures.

T. 36.5 à 4.50 heures
T. 36.5 à 5
T. 36.8 à 6.15
T. 37.2 à 8
T. 37.2 à 10

21 SEPTEMBRE

T. air 14
T. eau 16
T. avant,.. 37.4
T. après.... 37.4
Durée ...... 10 m.

Alternatives de pluie et de soleil. Fioid aux pieds pendant et après le bain. Bain de 4 h. 20 à 4 h. 30.

T. 37.1 à 5 h.
T. 37 à 5.10
T. 36.9 à 5.20
T. 37.2 à 6

22 SEPTEMBRE

T. air 14
T. eau 16.3
T. avant.... 37.4
T. après ... 37.3
Durée ...... 20 m.

Bain de 5 heures à 5 h. 20.

T. 37.3 à 5.30 h.
T. 36.8 à 5.40
T. 36.5 à 5.50
T. 36.4 à 6
T. 36.4 à 6.15

Les températures des 19, 21 et 22 septembre ont été prises dans les conditions suivantes :

Aussitôt après le bain, je m'essuyais rapidement et aussi complètement que possible, puis restais immobile au lit couvert de deux couvertures.

Nous pouvons, de la comparaison des chiffres ci-dessus, tirer directement les conclusions suivantes :

1° Les bains courts n'abaissent pas pendant leur durée la température centrale ;

2° Toutes choses égales d'ailleurs, l'abaissement de la température centrale est proportionnel à la durée du bain ;

3° Certaines conditions, les unes déterminées, les autres ne l'étant pas, font que pour des bains d'égale durée le refroidissement peut varier notablement chez la même personne ;

4° L'abaissement de la température centrale continue après le bain, il est même plus considérable alors que pendant sa durée ; il peut pour les bains courts ne se produire qu'après le bain.

Au point de vue de l'influence de la durée du bain sur le refroidissement, nous grouperons nos chiffres de la manière suivante :

De 0 à 15 minutes	Nombre de minutes.....	6	10	15	
	Abaissement en dixièmes	0	0	0	= 0

De 16 à 30 minutes	Nombre de minutes	20	20	20	
	Abaissement en dixièmes	1	1	2	

25	25	25	25	25	25	30	30		
0	1	2	4	5	10	1	7	....	= 3

De 31 à 60 minutes	Nombre de minutes.....	40	43	53	60	
	Abaissement en dixièmes	6	5	4	9 = 6

Nous voyons que pour les bains de 0 à 15' l'abaissement moyen de température pendant le bain a été égal à 0.

Que pour la série de 16 à 30 minutes cet abaissement moyen est égal à 3 dixièmes.

Que pour la série de 31 à 60 minutes il a atteint 6 dixièmes.

Nos deux premières conclusions sont donc parfaitement justifiées.

La troisième conclusion ressort tout aussi clairement de l'examen du tableau ci-dessus. Nous y voyons, en effet, que pour une même durée de bain l'abaissement peut varier dans des proportions considérables. Prenons, par exemple, la série la plus nombreuse, celle des bains de 25 minutes.

Tableau des bains de 25 minutes.

Durée.........	25	25	25	25	25	25
Abaissement...	0	0.1	0,2	0,4	0,5	1,0
T. eau........	18	19,5	18	16	21	15
T. air.	18,3	20,5	18	15	18	17
T. à l'entrée...	36,9	37,5	37,5	37,5	37,6	37,4
Heure du bain.	8,30	4	3	3,50	6 soir	10,30

Sur six bains de cette durée, l'abaissement a varié de 0 à 10. Dans quelques observations on peut trouver à ces différences une raison plausible ; ainsi l'abaissement de dix dixièmes s'explique pour la température exceptionnellement froide de l'eau à 15°. Mais comment expliquer, par exemple, que le premier bain avec de l'eau à 18° n'ait pas abaissé ma température alors qu'un bain de même durée avec de l'eau à 21° l'abaissait de 0°,5 ? Sans doute avec de l'imagination on peut tout expliquer, et plusieurs hypothèses se sont présentées à mon esprit ; j'y reviendrai plus tard si je puis les soumettre au contrôle de l'expérimentation.

L'échauffement antérieur du corps par l'exercice semble constituer une des conditions qui favorisent un abaissement plus considérable de la température. Ainsi dans la série des bains de 31 à 60 minutes, nous constatons que le bain de 40 minutes a causé un refroidissement de 0°,6, alors que des bains de 43 et de 53 minutes ne donnaient que 0°,5 et 0°,4. Or, avant le bain de 40 minutes, j'avais une température de 38°,1 résultant d'une course longue et pénible que je venais de faire, et l'abaissement de six dixièmes doit venir non-seulement de l'influence du bain, mais de la part de refroidissement résultant du retour à la température normale après cessation d'exercice. Il est vrai qu'ici, même en se refroidissant un peu plus, comme on part de plus haut on descend moins bas, et l'on comprend que pour certaines personnes il soit utile de faire un peu d'exercice avant de se baigner. Faisons observer aussi en passant que l'échauffement acquis par l'exercice semble moins prompt à se dissiper sous l'influence du froid que celui qui a été obtenu dans une étuve. Comparer pour cela nos chiffres avec les résultats des expériences de Fleury.

En revenant à notre sujet, nous pouvons donc dire que si l'on trouve quelquefois une explication simple des différences de refroidissement pour des bains d'égale durée, il arrive dans d'autres circonstances que rien de satisfaisant ne s'offre à l'esprit.

La quatrième conclusion : l'abaissement continue après la

sortie du bain est l'expression d'un fait bien connu et cons-
taté, soit à l'état physiologique, soit à l'état pathologique.
Les chiffres recueillis sont peu nombreux et nous n'en voulons tirer aucune conclusion ; nous ferons cependant observer que l'abaissement après le bain a toujours été plus considérable que celui obtenu pendant le bain, et que c'est après
un temps assez éloigné de la sortie du bain (40" à 50 minutes) que l'abaissement maximum a été obtenu. Je n'ai pas
eu la patience d'attendre l'heure à laquelle se produit le retour à la température initiale. Ce retour complet est lent et
n'avait pas encore eu lieu dans un cas (19 septembre) six
heures après le bain. Il est vrai que je n'avais favorisé ici
la réaction par aucun exercice actif.

Il est difficile de s'occuper d'une question, même en passant, sans se laisser entraîner à l'examen de quelques-uns des
aperçus théoriques que cette question comporte.

Trois points ont particulièrement attiré notre attention,
ce sont :

La théorie du refroidissement central ;

La théorie et la définition de la réaction ;

L'inégalité de résistance de différents sujets mis en pré-
sence d'une même cause perturbatrice.

Le refroidissement central produit par l'application exté-
rieure de l'eau froide peut se réaliser de deux manières, soit
de proche en proche et par le rayonnement du calorique à
travers l'épaisseur des tissus, soit par l'intermédiaire des
vaisseaux qui charrient au centre un sang refroidi à la périphérie. Le rayonnement de proche en proche est un fait pu-
rement physique et qui se produirait sur le cadavre aussi bien
que sur le vivant ; c'est même seulement sur un cadavre placé
dans un bain plus chaud ou plus froid que lui que l'on pour-

rait mesurer l'intensité et la marche de ce rayonnement. Le refroidissement par l'intermédiaire de la circulation est un fait d'un ordre tout différent et dans la production duquel des phénomènes d'action nerveuse et de contraction vasculaire entrent en jeu. Il y a là un des éléments de l'inégale résistance des divers sujets ; on conçoit aisément qu'avec un système vaso-moteur et vasculaire intact la contraction périphérique des vaisseaux se produise, sous l'influence du froid, avec plus de rapidité, d'intensité et de persistance que dans es conditions contraires, et que dès lors la lutte contre le refroidissement pendant le bain soit rendue plus efficace.

Nous ne connaissons pas d'expérience précise qui vienne déterminer la part que peuvent avoir dans le refroidissement central le rayonnement et la circulation ; la première cause doit naturellement avoir un rôle d'autant plus grand que les sujets ont un plus petit volume, chez les enfants, par exemple; mais nous pensons qu'en général c'est le refroidissement par l'intermédiaire de la circulation qui joue le rôle principal. On s'explique mieux ainsi certains faits d'expérience. Nous avons vu que, même en essuyant le corps après le bain et en se mettant dans un lit bien à couvert, ce qui amoindrit la cause d'erreur due à l'évaporation, la température continue à s'abaisser pendant un temps assez long ; dans un cas même la température centrale qui, à la sortie du bain n'avait pas varié, ne s'est abaissée que consécutivement. Comment interpréter ces faits par le rayonnement, alors qu'il est si facile de le faire par le cours du sang qui vient irriguer la zone périphérique, s'y refroidit au passage et porte ce froid au centre? De même la loi fort exacte posée par Fleury, que la réaction est plus prompte après l'application plus courte d'une eau plus froide qu'après l'application plus longue d'une eau moins froide, se comprend mieux avec la théorie du refroidissement central par le sang.

La même théorie s'adapte bien aussi, quoique sans l'expliquer à elle seule, à ce fait de physiologie générale, que nous sommes mieux organisés pour lutter contre le froid que contre la chaleur ; nous ne sommes point incommodés, par exemple, par une température ambiante de + 7°, inférieure dès lors de 30° à notre température centrale, alors qu'une atmosphère de 40° est déjà fort pénible, et qu'une température ambiante de 37 + 30 ou 67 serait tout à fait insupportable.

Les limites dans lesquelles on pourrait supporter un bain chaud sont encore bien plus restreintes. En effet, sans parler des moyens actifs que nous possédons pour lutter contre le froid, nous avons dans la contraction des vaisseaux périphériques que ce froid produit un obstacle et un retard à sa pénétration dans l'économie ; la chaleur, au contraire, épanouit et dilate ces vaisseaux périphériques, et par ce fait tend à gagner plus rapidement les régions centrales.

La théorie du refroidissement central par l'intermédiaire de la circulation explique donc mieux les faits, elle est plus rationnelle et plus féconde que la théorie du rayonnement. Elle est même tellement naturelle que je crains déjà d'y avoir trop insisté.

Si, au lieu de considérer le centre, nous considérons la périphérie, c'est, au contraire, le rayonnement qui à lui seul provoque le refroissement des tissus.

Le bain froid produit à la fois des modifications vasculaires et nerveuses, impression vive transmise aux centres nerveux par les nerfs cutanés, contraction et évacuation des vaisseaux périphériques, réplétion des vaisseaux internes, champ circulatoire amoindri, tension vasculaire augmentée à l'intérieur et ralentissement des battements du cœur, refroidissement périphérique, puis central.

La réaction comprend la cessation de tous ces effets et le retour à l'état primitif, état primitif qui pourra même être dépassé si on se livre à un exercice actif. Ce que nous voulons surtout indiquer, c'est que les divers éléments qui constituent la réaction, au lieu de marcher parallèlement les uns aux autres, au lieu de progresser dans le même sens et dans la même proportion, peuvent aller en sens inverse. Deux des faits principaux, entre autres, le rétablissement de la circulation périphérique et le rétablissement de la température centrale vont en sens inverse, surtout si on ne favorise pas par l'exercice une production intense de calorique. A mesure que la circulation périphérique revient à l'état normal et se rétablit, la température centrale baisse et s'éloigne de l'état normal. Ceci nous permet de bien comprendre les diverses règles établies relativement à la facilité plus ou moins grande de la réaction, nous permet surtout de bien nous rendre compte de l'influence fâcheuse que peuvent avoir les bains prolongés sur la lenteur et l'insuffisance de la réaction. En effet, un des éléments essentiels de celle-ci continue à abaisser la température centrale. Nous gardons en nous-mêmes, après le bain, une source de froid; il se peut donc que la limite de résistance qui n'a pas été atteinte pendant le bain soit dépassée après celui-ci, il se peut que sortis bien portants nous éprouvions bientôt des malaises. Nous n'insisterons pas d'avantage, attendu que les conditions de la réaction peuvent être considérées comme identiques aux conditions de la résistance dont nous allons parler.

Nous avons déjà signalé dans une de nos conclusions l'*inégalité de la résistance dans un même individu*, inégalité d'où résulte que la même personne entrant dans un bain de même température pourra se refroidir un jour plus un autre moins sans que l'on saisisse toujours nettement la cause de ces différences.

Les variations de résistance de sujets divers sont encore bien plus considérables. Nous n'avons pu malheureusement faire des recherches sur ce point qui serait des plus intéressant pour l'étude des états constitutionnels ou diathésiques, il faudrait pour cela traiter des malades et surtout avoir un service d'hôpital au bord de la mer.

Une fois cependant, un baigneur bien portant m'ayant demandé des conseils, j'eus l'occasion de prendre sur lui quelques températures, et voici d'ailleurs les chiffres obtenus :

T. air.....................	18	18	20	
T. eau.....................	18	19	20	20
T. avant le bain........	37.7	37.	38.1	38.3
T. après le bain........	36.5	37.1	36.6	37.3
Durée du bain.......	25"	20"	50"	40"
Différence............	1.2	0.6	1.5	1.0

Malgré le petit nombre des mensurations on voit que la moyenne des refroidissements a été chez ce baigneur beaucoup plus forte que chez moi, et cependant il supportait bien l'eau froide et prenait impunément des bains prolongés qui ont souvent duré plus d'une heure.

Ce fait nous montre également qu'il y a dans la résistance individuelle deux choses bien distinctes l'une de l'autre.

La résistance à la production de l'abaissement de température ou à la pénétration du froid.

La résistance des organes à l'abaissement produit ou au froid ayant pénétré.

Dans l'exemple précité, ce baigneur résiste peu à la pénétration du froid ; pour un bain de même durée et de même température il se refroiduit plus que moi et n'éprouve cependant aucun mauvais effet de ce refroidissement, il a donc à un moindre degré que moi le premier mode de résistance, il a peut-être le second à un degré plus élevé. Si les bains me refroidissaient non pas de quelques dixièmes, mais de un degré et plus, il se pourrait très-bien que je ressente à leur suite quelques douleurs rhumatismales ou quelque attaque aiguë de sciatique.

A défaut de documents précis, nous savons par l'expérience de tous les jours dans une station maritime que telle personne ne peut impunément prendre des bains, que telle autre doit les prendre très-courts. Je citerai à cet égard l'exemple de deux de nos confrères de préférence à celui d'autres baigneurs à cause de l'autorité plus grande de leur témoignage. Tous deux sont bien portants quoique un peu rhumatisants, le premier a renoncé à prendre des bains de mer parce qu'ils lui ramènent des douleurs, le second ne peut prendre des bains de mer de plus de cinq à six minutes sans éprouver un frisson secondaire désagréable suivi d'une réac·tion lente et difficile.

Nous voilà donc, en me comptant, trois rhumatisants, qui éprouvent d'un même agent des influences bien différentes. Le premier a renoncé à prendre des bains, le second ne peut les prendre que courts, le troisième les supporte de longue durée.

Si nous examinons de quelle manière un individu placé dans l'eau froide peut se défendre, nous concevrons qu'il résiste à l'invasion du froid par deux moyens : la production interne de chaleur, l'obstacle à la pénétration du froid. La production de chaleur dépend de l'alimentation, de l'exercice antérieur au bain ou pris dans le bain, de l'activité des combustions organiques, etc. L'obstacle à la pénétration du froid résulte également de conditions multiples : vascularisation de la peau, contraction plus ou moins énergique ou persistante des vaisseaux périphériques, maigreur ou embonpoint, volume ou poids du sujet, etc. Quant à la résistance des organes au froid produit, elle est dans son mécanisme et sa raison d'être quelque chose de bien plus difficile encore à saisir.

On voit donc combien le problème est complexe, mais on voit en même temps que par bien des côtés il est accessible à l'expérimentation.

Nous serions actuellement très-embarrassé, même en nous rendant compte des éléments de la question de dire pourquoi les trois rhumatisants cités plus haut ont des résistances aussi inégales. Quelques températures prises simplifieraient bien les choses, et l'on conçoit ce que de pareilles recherches peuvent avoir d'intéressant au point de vue de l'étude des états constitutionnels. Il semble, en effet, que l'un des points par où l'on peut aborder scientifiquement la question si obscure des diathèses consiste à soumettre les individus à une même cause perturbatrice, à mesurer l'effet produit, à mesurer également la durée et les conditions du retour à l'équilibre.

Je terminerai ici cette étude, espérant la-reprendre l'été prochain et élucider quelques points obscurs. Ce sujet, en effet, m'intéresse vivement, soit pour lui-même et à cause des applications nombreuses et de l'efficacité des bains de mer, soit parce qu'il comporte de hauts et intéressants problèmes de pathologie générale.

www.ingramcontent.com/pod-product-compliance
Lightning Source LLC
LaVergne TN
LVHW021504060726
842527LV00006B/2445